L'ANÉSONE "ROCHE,,

NOUVEAU SUCCÉDANÉ DE

LA COCAÏNE

CHARTRES. — IMPRIMERIE DURAND, RUE FULBERT

L'ANÉSONE "ROCHE„

NOUVEAU SUCCÉDANÉ DE

LA COCAÏNE

———

TRAVAIL DE L'INSTITUT PHARMACOLOGIQUE

DE L'UNIVERSITÉ DE BUDAPEST

DIRECTEUR : PROFESSEUR Dʳ A. DE BÓKAY

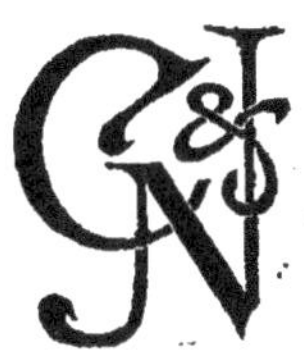

PARIS

GEORGES CARRÉ ET C. NAUD, ÉDITEURS

3, RUE RACINE, 3

———

1898

TRAVAUX

DE

L'INSTITUT PHARMACOLOGIQUE

de l'Université de Budapest

Les cas fréquents d'idiosyncrasie dus à la cocaïne, et le nombre assez considérable d'intoxications aiguës produites par cette substance, qui d'ailleurs est d'une valeur inestimable, justifient suffisamment la recherche de produits similaires, mais d'un emploi moins dangereux. C'est ainsi qu'on a employé la tropacocaïne, l'eucaïne, l'holocaïne. Mais l'action anesthésique de toutes ces substances est inférieure à celle de la cocaïne, et elles n'en sont pas moins toxiques, quoique à un degré moindre que la cocaïne.

J'ai donc tenté d'ajouter un nouveau produit à la série des anesthésiques déjà existants, produit que je recommande à mes confrères. Son efficacité est égale à celle d'une solution de cocaïne à 2 pour 100. *Son action irritante locale et sa toxicité générale sont nulles.*

Des considérations d'ordre pratique m'ont fait appeler ce remède *anésone* : c'est une solution aqueuse d'une substance connue depuis longtemps et préparée par M. Willgerodt, l'alcool trichloro-pseudo-butylique ou l'acétono-chloroforme.

Ce fut le *Dr Julius Kossa* qui le premier essaya ce corps. J'en ai fait ensuite l'étude détaillée et j'en ai publié les résultats en hongrois dans le 5e volume du « *Magyar Orvosi Archivum* ». Mes essais, d'accord avec ceux de M. Kossa, démontrent que l'acétonochloroforme est un hypnotique qui, à la dose convenable (pour l'homme o^gr,5 à 1 gramme), provoque un sommeil normal, sans aucune action ultérieure désagréable. Sans action sur le sang, il diminue la pression sanguine et le travail du cœur, de la même façon que les autres narcotiques ; de fortes doses, injectées dans une veine, amènent l'arrêt du cœur. Son action anesthésique locale avait été déjà mentionnée par *M. Kossa*, et j'eus également l'occasion de l'observer fréquemment, en appliquant la substance sur *des troncs nerveux* (chez la grenouille au nerf sciatique). Néanmoins, cette préparation ne pouvait trouver d'application pratique à cause de son insolubilité dans l'eau, ainsi qu'il ressortait alors des essais cliniques.

Après de longs tâtonnements, je parvins à vaincre cet obstacle et je réussis à préparer une solution aqueuse à 1-2 pour 100, exerçant une forte action anesthésique locale. Cette solution aqueuse, mise sur la langue, produit une sensation de corps étranger, comme la cocaïne, et ensuite une analgésie très caractérisée ; l'œil d'un lapin devient insensible avec la méthode usuelle des lotions. Après une lotion d'une minute, l'anesthésie de la cornée dure 8 à 10 minutes ; après une lotion de 3 minutes, elle se prolonge pendant *plusieurs heures*. Dans mes vivisections, j'essayais la substance sur des chiens hyperesthésiés, et, après injection sous-cutanée, je pouvais pratiquer sur ces animaux, qui ordinairement hurlaient pour ainsi dire au moindre attouchement, des incisions profondes de 2 à 3 centimètres, et même recoudre les plaies, sans qu'ils ressentissent la moindre douleur.

Enfin, ayant observé à différentes reprises que l'injection de 5-6 seringues de Pravaz dans la veine auriculaire du lapin ne provoquait pas de narcose et que celle-ci ne survenait qu'après 15 à 20 seringues, je fus convaincu d'avoir trouvé un très bon anesthésique qui, contrairement aux autres, présentait l'avantage d'être absolument inoffensif. Après avoir essayé de cette façon la substance, je me décidai à la faire appliquer en clinique, ne pouvant faire de plus amples recherches au laboratoire. Je publie plus loin les rapports qui m'ont été communiqués par différents spécialistes sur leurs essais, et, pour garder une impartialité complète, je les publie textuellement.

Dans les maladies du nez et du larynx, le remède a été employé par le professeur Dr *Arthur Irsai* et ses assistants. Dès l'abord, les résultats ne promettaient pas beaucoup, ces messieurs ayant l'habitude d'employer des solutions de cocaïne à 5 pour 100, avec lesquelles la mienne n'a pas la prétention de rivaliser.

Voici le rapport du professeur *Irsai* : « J'ai entrepris des essais avec l'anésone mise à ma disposition par M. l'assistant Dr *de Vamossy*, aussi bien dans ma clientèle privée que dans ma clinique et policlinique. Sur le résultat final je me prononcerai plus tard, quand les essais seront terminés. Mais déjà on a pu observer ce qui suit :

I. La sensibilité du pharynx diminue considérablement après badigeonnage avec l'anésone, comme cela peut être particulièrement constaté au cours des maladies inflammatoires ;

II. Des signes d'anesthésie s'observent aussi à la muqueuse laryngienne, ce qui a été constaté dans des cas d'ulcérations douloureuses ;

III. La muqueuse nasale peut également être anesthésiée par des badigeonnages à l'anésone (par exemple pour le traitement galvanocaustique).

Il est encore à remarquer que l'anesthésie survient rapidement, qu'on n'observe pas de phénomènes d'intoxication et que l'action anesthésique ne surpasse pas celle de la cocaïne ».

M. le privat-docent Dr *Emil Grosz* essaya le remède dans sa pratique *ophtalmologique*. Son rapport est ainsi rédigé :

« L'anésone a été employée de diverses façons à la clinique ophtalmologique de l'Université de Budapest. La *simple instillation* rendait la conjonctive et la cornée insensibles, mais pas au même degré qu'une solution de cocaïne à 5 pour 100. La *lotion* de l'œil (instillation sans interruption pendant une minute dans le cul-de-sac conjonctival inférieur, le malade étant couché) provoque une anesthésie superficielle totale. La sensibilité de l'iris n'a pas été altérée, tandis que la cocaïne la diminue. L'injection sous-conjonctivale n'a pas atténué la douleur d'une énucléation ; on n'a pas appliqué d'injection dans la capsule de *Tenon* pendant une opération, parce que nous jugeons inopportun de prolonger la durée de l'opération, qui demande 15 à 20 secondes, et parce que, dans la plupart des cas, on peut employer avantageusement la cocaïne. *L'injection sous-cutanée,* pour une extirpation du sac lacrymal, était suivie d'un *succès éclatant.*

L'œil n'était nullement irrité ni par des instillations, ni par des lotions (l'eucaïne et l'érythrophléine exercent, au contraire, une action irritante assez forte) ; à la pupille, on n'observait ni myosis ni mydriase.

Les résultats obtenus nous encouragent à poursuivre nos essais. Bien entendu, l'anésone ne remplacera pas la cocaïne, car l'anesthésie de l'iris provoquée par la cocaïne présente de grands avantages dans les grandes opérations ophtalmologiques, de même que la mydriase qui accompagne l'anesthésie par la cocaïne est très utile dans l'opération de la cataracte. Par contre, *l'anésone, ne produisant pas de mydriase, est très précieuse quand il s'agit d'enlever des corps étrangers.* Sa non-toxicité n'a d'importance que dans les injections sous-conjonctivales et sous-cutanées, car la simple instillation de cocaïne ne provoque ordinairement pas de symptômes d'intoxication générale. »

Dans la pratique chirurgicale, c'est le Dr *Hümér Hültl* qui essaya le remède dans le service du professeur *de Navratil*. M. Hültl résume ainsi ses expériences, faites en présence et avec le consentement de son chef :

« L'anésone que nous remit le docteur *de Vámossy* a été toujours appliquée en injections sous-cutanées. Disons tout de suite que dans aucun cas nous n'avons observé de symptômes d'intoxication ni locale, ni générale, bien qu'on ait fait varier les doses de 1 à 10 seringues de Pravaz.

Nous procédions de la façon suivante : après avoir fixé la direction des incisions, nous enfoncions l'aiguille de la seringue dans le bout de l'incision le plus rapproché de notre main droite, et nous poussions l'aiguille, dont la longueur était de 3 centimètres, dans la direction de l'incision. Pendant l'injection, nous retirions lentement l'aiguille, de façon que le contenu de la seringue se répartissait sur une surface longue de 3 centimètres.

Lorsque l'incision proposée devait dépasser 3 centimètres, nous répétions l'injection plusieurs fois dans la partie correspondante de la peau, jusqu'à ce que toute la région sous-cutanée de l'incision à suivre fût inondée d'anésone. Nous avons pratiqué de la sorte 8 injections pour une résection du maxillaire supérieur, 6 pour une opération plastique de la face, 3 pour une herniotomie, 2 pour une trachéotomie, etc. L'opération était commencée immédiatement après l'injection. De cette façon, le malade ne sentait que la piqûre de la première injection ; pour le reste, et pour l'incision même, il était tout à fait insensible.

A l'endroit injecté, le tissu sous-cutané *décrépite* pour ainsi dire à l'incision, il est blanc, exsangue et un peu œdémateux, ce qui surprend à la première opération, mais n'est nullement gênant.

D'après le témoignage de tous les malades, l'anesthésie était réelle ; mais, quant à son intensité, les impressions étaient différentes.

Les sujets ont d'ailleurs une sensibilité très variable. Nous opérâmes par exemple avec l'anésone un vieux paysan qui subit la résection du maxillaire (carcinome) sans broncher, puis une jeune fille qui resta immobile comme une statue pendant une grave opération plastique de la face. D'autre part, nous nous rappelons le cas d'un homme vigoureux qui, à la simple extirpation d'un nævus, s'évanouissait plusieurs fois, accusant ensuite de grandes douleurs. N'oublions pas, du reste, combien l'appréciation des douleurs réelles et imaginaires varie avec les sujets : ce qui pour les uns est une douleur infernale, horrible, pour les autres, dans les mêmes conditions, n'est qu'une piqûre d'insecte.

Il était donc nécessaire d'ajouter au témoignage du malade l'observation de sa tenue pendant l'opération (cris, mouvements de défense, mimique). Et, comme il est impossible d'exercer un contrôle sur les dépositions des malades, nous étions obligés de soumettre nos cas à une certaine classification, pour formuler un jugement impartial sur l'anésone.

Les cas de trachéotomie ne peuvent avoir de signification franche. Le malade, respirant avec difficulté, menacé de suffocation, se sent en danger de mort et a par suite toutes les peines du monde à se tenir tranquille. Dans notre service, nous avertissons toujours les malades du danger qu'ils courent pendant une trachéotomie s'ils ne se tiennent pas tranquilles : aussi, anesthésiés ou non, ils sont toujours calmes. Nous en étions donc réduits à baser notre jugement sur l'emploi de l'anésone dans la trachéotomie exclusivement sur les témoignages des malades. Dans tous nos 4 cas ils étaient favorables.

Peu de valeur ont également deux cas de résection du maxillaire, faite sous l'anesthésie par l'anésone, pour des néoplasmes. Car, en admettant même qu'il soit possible d'inonder suffisamment d'anésone le champ opératoire, il est tout naturel que la sensation de craquement des os pendant l'opération soit prise pour de la douleur. C'est également à cette circonstance qu'il faut attribuer ce fait que, sur 50 extractions de dents faites avec application d'anésone, le tiers des malades se plaignaient de craquements à la luxation de la dent ou à la lésion de la lamelle alvéolaire externe, bien que la gencive fût blanche et complètement anesthésiée.

Mais, en interrogeant avec insistance ces deux catégories de malades sur l'intensité de la douleur, ils certifiaient que la douleur était moins forte que dans d'autres opérations antérieures (incisions, extractions de dents, etc.).

Beaucoup plus utiles pour l'appréciation de la valeur de l'anésone sont les 5 cas d'herniotomie pratiquée pour des hernies étranglées. Pour pouvoir établir une comparaison, nous laissions une petite portion du champ opératoire sans anésone. Les malades ne se plaignaient pas tant que le couteau tranchait le champ inondé, mais ils éprouvaient une vive cuisson aussitôt que nous touchions l'endroit de contrôle. Ils disaient que l'incision des parties traitées à l'anésone ne faisait pas mal « du tout » ou à peine. Chez un hernieux nous fîmes avec succès, sous l'anesthésie par l'anésone, une résection d'une partie du côlon, longue de 59 centimètres, de 39 centimètres chez un autre. Incontestablement, le succès était dû à cette circonstance que les malades n'étaient pas chloroformés.

Dans un cas de carcinome du côlon descendant nous avons réussi, en appliquant l'anésone, à pratiquer un anus artificiel à la région inguinale droite, pour ainsi dire sans aucune douleur pour le malade.

Dans 2 cas de carcinome de la lèvre inférieure, lipomes, extraction d'un projectile, 5 cas de verrue, plusieurs cas de nævus, dans un cas d'opération plastique faciale, les malades n'éprouvèrent aucune douleur et déclaraient l'opération peu ou pas douloureuse du tout.

Nous choisîmes quelques malades avec deux nævi, deux athéromes et deux dents cariées. Nous opérâmes dans un endroit avec l'anésone, dans l'autre sans anesthésie. La valeur de l'anésone ressortait clairement de ces essais comparatifs.

Résumant nos essais objectifs et les opinions des malades, nous pouvons formuler notre appréciation de l'anésone par les 3 points suivants :

I. L'application est très simple ;

II. L'anesthésie se limite à l'endroit infiltré. Elle survient rapidement, sa durée semble être égale à celle provoquée par la cocaïne ;

III. Le remède est absolument inoffensif. »

Dans la pratique odontologique des essais ont été faits par le Dr *J. Antal,* assistant de la clinique odontologique. Les résultats, qui sont favorables à l'anésone, ont été publiés dans le journal spécial « Oesterreichisch-Ungarische Vierteljahrsschrift für Zahnheilkunde ».

M. le Dr *Bilasko* appliqua l'anésone à notre policlinique dans 160 opérations dentaires différentes.

45 cas furent absolument sans douleur ; dans 44 cas les douleurs furent insignifiantes, dans 71 cas les malades éprouvèrent de la douleur. L'action de l'anésone a pu être observée particulièrement bien chez un étudiant en médecine qui, immédiatement après l'injection, éprouvait une sensation de fourmillement local et qui ne sentit aucune douleur à l'extraction d'une racine d'une prémolaire atteinte de périostite ; l'anesthésie aurait duré encore le lendemain.

M. *Bilasko* essaya l'anésone avec succès encore dans deux cas d'hyperesthésie dentaire. Il résume ainsi son opinion : « Le remède n'est pas dangereux, il anesthésie suffisamment bien et peut être appliqué avec moins de scrupules que les autres anesthésiques qui souvent présentent des dangers. »

Après les expériences cliniques que je viens de publier, je tiens à remercier vivement les confrères qui ont mis leurs travaux à ma disposition, de leur amabilité et de leur impartialité ; qu'il me soit pourtant permis d'ajouter quelques observations à leurs résumés, comme explication de certains faits.

Comme je l'avais déjà mentionné, l'anésone correspond, quant à son action, à une solution de cocaïne à 2 pour 100, à 2,5 pour 100 au maximum.

Il est donc facile de comprendre que, dans les cas où il était nécessaire d'employer des solutions de cocaïne plus fortes, l'anésone ne pouvait pas rivaliser avec la cocaïne. C'est ce que nous avons observé dans la pratique laryngologique, où cependant son action anesthésique était pourtant encore appréciable. Ainsi, j'ai eu l'occasion d'observer une personne réfractaire à toute tentative d'examen laryngoscopique à cause de l'irritabilité réflexe, et qui se prêtait facilement à cet examen après un badigeonnage avec l'anésone. Si nous ajoutons que l'anésone ne provoque pas de salivation, ce qui est inévitable avec la cocaïne, les avantages d'anésone apparaissent clairement.

L'anésone pourrait, d'après une observation qui m'a été communiquée par un spécialiste, être appliquée en injection dans la sous-muqueuse, pour les besoins laryngologiques, ce qui ferait ressortir encore davantage son caractère inoffensif comparativement avec la cocaïne.

Pour ce qui est de son infériorité en ophtalmologie, deux circonstances en sont la cause. Premièrement, l'anésone ne développe toute son action que lorsqu'elle entre en contact intime avec les tissus, et son coefficient de diffusion est inférieur à celui de la cocaïne ; c'est pourquoi l'emploi de l'anésone est moins commode que celui de la cocaïne dont une goutte, placée à la fente palpébrale, par la rapidité de sa diffusion, anesthésie — au bout d'un certain temps — même la cornée. Les oculistes considèrent du reste avec raison comme compliqué tout procédé, instillation aussi bien que lotion, qui nécessite la position couchée, ne fût-ce que pendant 1 à 2 minutes. En second lieu, il est désavantageux que l'anésone n'influence pas la sensibilité de l'iris ni la pupille.

Quant à l'iris, je pourrais observer que l'iridectomie est douloureuse, même avec la cocaïne ; mais, pour bien apprécier quand la douleur est diminuée et quand elle reste stationnaire, il faut un observateur aussi expérimenté et consciencieux que l'est M. le Dr *Grosz* qui, à cet égard, se prononça en faveur de la cocaïne.

Quant à la fixité de la pupille, elle peut être tantôt désavantageuse, tantôt avantageuse pour l'opération, comme par exemple dans les cas d'extraction des corps étrangers. Et même, il y a des oculistes qui considèrent la fixité de la pupille plutôt comme avantageuse pour l'extraction d'une cataracte, et qui, par conséquent, verront un avantage dans cette prétendue infériorité de l'anésone.

L'anésone a été trouvée utile aussi pour les opérations dans l'entourage de l'œil : par exemple, dans une double extirpation des sacs lacrymaux, une des opérations les plus douloureuses, le sujet ne ressentit aucune douleur.

Le confrère qui essaya l'anésone en chirurgie se plaça à un point de vue assez sévère, et pourtant son expertise est nettement favorable. Mais, la cocaïne fût-elle sans rivale comme moyen d'anesthésie, et pût-on sans danger en injecter dans un membre ou un doigt douloureux 10 à 20 centigrammes, il serait impossible de nier que le chirurgien recourt toujours à la cocaïne sinon avec anxiété — ce qui serait pourtant justifié — toutefois avec hésitation, s'il ne peut éviter sa résorption, comme par exemple dans les opérations au visage, au cou ou au thorax ; car il nous est impossible d'après les forces et d'après l'âge du malade de déterminer d'avance les conditions qui mènent au cocaïnisme aigu. Il s'ensuit qu'un remède, bien que non comparable avec des solutions plus concentrées de cocaïne, mais exempt de toute action toxique, comme l'est précisément l'anésone, peut avec raison être recommandé dans la pratique. L'expertise du docteur *Hültl* ne demande pas d'explication. Sa stricte impartialité se manifeste déjà en ce qu'il ne se croit pas le droit de prendre en considération les trachéotomies, pourtant menées à bonne fin. Les herniotomies et laparotomies pratiquées en anesthésie complète ont d'autant plus d'importance. Comparons avec ces cas ceux pratiqués sous le chloroforme : les malades ont des malaises divers, inappétence, nausées, vomissements, ceux-ci surtout dérangeant le repos nécessaire des intestins. Par contre, les malades se sentent dans un état tout à fait normal pendant et après l'anesthésie avec l'anésone. Dans les petites interventions chirurgicales, le remède était très approprié. Moi-même, j'ai pu enlever à une intelligente fillette de 11 ans un lipome pédiculé de la grandeur d'une noisette, situé derrière l'oreille, en appliquant 1/2 seringue d'anésone, qui produisit une analgésie complète.

J'ai le droit de demander pourquoi nous exposerions nos malades aux dangers d'intoxication avec la cocaïne pour l'extirpation d'une petite verrue, etc., quand nous avons le moyen de faire l'opération en anesthésie suffisante au moyen de l'anésone ?

Le docteur *Hültl* n'employait pas l'anésone dans les cas inflammatoires, et cela avec raison, car à notre avis les piqûres et l'injection provoquent des douleurs au moins égales à celles de l'incision même, sans compter que la cocaïne même n'agit pas convenablement dans ces cas.

Quant à la pratique odontologique, nous possédons deux tableaux statistiques : l'un *(Dr Bilasko)* se rapporte en grande partie aux malades peu intelligents de la policlinique, qui croient qu'il est indispensable de crier et d'éprouver une douleur à l'extraction d'une dent et qui prennent la sensation désagréable de craquement pour de la douleur ; l'autre statistique *(Dr Antal)* comprend des malades plus intelligents, étudiants pour la plupart. C'est pourquoi elle est plus favorable.

Je crois pouvoir recommander l'anésone à l'attention du public médical, et j'espère que d'autres essais prouveront encore plus sûrement que nous possédons dans l'anésone un anesthésique précieux en même temps que complètement inoffensif.

En remerciant encore une fois les confrères qui se sont donné la peine d'expérimenter ce remède, surtout de leur entière impartialité, je me permets d'ajouter que cette substance est préparée par l'usine de produits chimiques de F. Hoffmann-La Roche à Bâle, où l'on pourra probablement déjà s'en procurer au moment où sera publiée la présente étude.

ATTESTATIONS MÉDICALES

Dr *Émile Friedländer.*

« J'ai employé l'*Anésone Roche,* au lieu de cocaïne, pour l'avulsion des dents ; c'est une préparation qui m'a rendu de bons services, bien que, dans quelques cas, elle ait trompé mon attente, mais cet inconvénient s'observe aussi avec la cocaïne.

Cependant, je tiens à attirer votre attention sur une autre propriété de l'*Anésone Roche,* propriété à laquelle vous n'avez peut-être pas songé : je veux parler de son action analgésique dans les inflammations de l'œil, et, notamment dans les conjonctivites ; cette propriété calmante peut avoir pour résultat de hâter la guérison. Dans un cas de conjonctivite intense post-rubéolique, et qui ôtait tout sommeil au malade, j'ai réussi, en instillant 5 à 7 gouttes de ce médicament, à calmer les douleurs et à procurer une bonne nuit au malade ».

Dr *Steffen.*

« J'ai déjà épuisé l'échantillon que vous m'aviez envoyé : ce remède ne me semble pas inefficace ; mais je tiens à l'expérimenter pendant plus longtemps. Envoyez-m'en une nouvelle provision de 100 grammes ».

Dr *Compter* (médecin d'hôpital).

« Je me suis servi de vos préparations, l'*Airol* et l'*Ané-*

sone Roche, pour les malades de la consultation externe ; ces deux remèdes m'ont donné de bons résultats ; je me propose d'en continuer l'emploi ».

Eberhard de Guérard (médecin dentiste).

« En m'appuyant sur les données de mon expérience personnelle et sur l'attestation de mes malades, je n'hésite pas à déclarer que l'*Anésone Roche* permet d'extraire les dents sans douleurs notables, et parfois même sans la moindre souffrance.

L'innocuité de ce remède est absolue et son emploi très simple ; il va sans dire cependant que les instruments du dentiste, la seringue, le champ opératoire, devront être préalablement désinfectés avec le plus grand soin, en vue d'éviter toute chance d'infection. C'est donc avec plaisir que je recommanderai l'*Anésone Roche*, car je suis convaincu que l'opérateur et le patient en tireront profit tous les deux ».

Dr *Fiala* (médecin d'arrondissement).

« Votre *Anésone Roche* m'a rendu de grands services en ophtalmologie ainsi que dans des cas où j'ai eu besoin d'insensibiliser des muqueuses ; je me propose de l'essayer aussi en injections sous-cutanées ».

Le Dr *Rubinstein,* dans son rapport sur l'*anesthésie locale* lu au Congrès de chirurgie de Berlin, recommande aussi l'usage de l'*Anésone Roche*.

Dr *Julis* (médecin d'arrondissement).

« Je m'empresse de vous informer que j'ai expérimenté votre *Anésone Roche,* et que j'en ai obtenu des résultats très satisfaisants ».

Dr *Daxenberger.*

« J'ai eu l'occasion d'employer votre *Anésone Roche,* notamment dans un cas de circoncision ; j'en ai dépensé (en tout) 3/4 d'une seringue de Pravaz, en piqûres faites en

4 points, le long du tracé de l'incision. Résultat tout à fait remarquable : c'est à peine si l'opéré a senti le couteau du chirurgien ».

Dr Ludwig Brühl.

« Merci de m'avoir envoyé des échantillons d'*Anésone Roche* ; je m'empresse de vous informer que j'ai déjà usé les 10 grammes que vous m'avez adressés pour pratiquer plusieurs avulsions de dents : résultat parfait. Chez une malade, j'ai eu recours à 4 piqûres d'*Anésone Roche*, pratiquées dans les deux mâchoires, dans le but d'extraire 4 dents sans faire souffrir la patiente : j'ai réussi à obtenir de la sorte une anesthésie locale parfaite, sans le moindre inconvénient imputable à l'analgésiant. Je n'oserais jamais employer la cocaïne aux mêmes doses, de crainte de provoquer des accidents d'intoxication ».